# PREECLAMPSIA GRAVE Y ECLAMPSIA EN EL ÁMBITO DE LA EMERGENCIA EXTRAHOSPITALARIA

## Guía rápida de manejo

Manuel Pons Claramonte

José Manuel Martínez García

ISBN: 1543028047
ISBN-13: 978-1543028041

## DEDICADO A:

A Teresa y Manuel, gracias.

# ÍNDICE

# AGRADECIMIENTOS

Agradecemos, a todos aquellos profesionales que han dedicado parte de su tiempo a impregnarnos de conocimientos y a despertar el interés por leer, conocer, investigar y publicar.

# 1 INTRODUCCIÓN

La finalidad de esta pequeña guía, sería tomar contacto con el manejo del tratamiento de urgencia y/o emergencia por una unidad de soporte vital avanzado y principalmente en el ámbito extrahospitalario de una patología grave en el embarazo como puede ser la preeclampsia o de las complicaciones derivadas de la misma como, por ejemplo, la eclampsia y el síndrome HELLP y así poder llevar a cabo el mejor tratamiento posible con los medios que tenemos en ese momento a nuestro alcance y trasladar a la paciente al hospital de referencia en las mejores condiciones posibles.

Los estados hipertensivos del embarazo siguen siendo, hoy en día, un problema no resuelto en obstetricia, de hecho sigue permaneciendo entre las 3 primeras causas de muerte maternal, las otras dos causas son hemorragia y sepsis, que al contrario que los estados hipertensivos del embarazo son prevenibles. La incidencia de estados hipertensivos a nivel mundial ronda el 12%.[10]

Con los datos anteriores, la preeclampsia (uno de los estados hipertensivos durante la gestación más frecuentes) cobra importancia en nuestra sociedad. A escala mundial la incidencia de la misma, puede considerarse variable ya que muchos estudios revisados, han basado sus estimaciones en muestras enteramente hospitalarias. Con estos datos, se estima que la frecuencia llegaría hasta el 5-10%. Un 7% de los embarazos en países denominados del primer mundo, pueden desarrollar preeclampsia[1], esta cifra podría verse aumentada en los estratos socioeconómicos y culturales más bajos y también en países donde la prevalencia enfermedades y/o factores de riesgo cardiovascular son más frecuentes[2].

En España no se disponen de muchos estudios concluyentes sobre la incidencia y prevalencia de la preeclampsia ni de sus complicaciones pero las que hay disponibles se sitúan en torno al 1 y el 2%[3].

La suma de todos los estados hipertensivos del embarazo afectan a más del 5 % de las gestaciones. La preeclampsia, es dentro de estas afecciones, el trastorno hipertensivo más relevante en las gestantes por asociar, en ocasiones, complicaciones perinatales y morbimortalidad maternofetal.

Las mujeres con historia previa de preeclampsia aumentan al doble su riesgo de enfermedad cerebro-vascular, patología cardiaca y peligrosos trombos venosos los 15 años posteriores al embarazo afecto, lo que hace que la *"American Heart Association (AHA)"* considere ya a esta patología como un factor de riesgo cardiovascular en las mujeres[4] y que nos ratifica la importancia del diagnóstico y tratamiento precoz así como el control posterior del resto de factores de riesgo, para prevenir enfermedades cardiovasculares importantes.

A parte de las posibles afecciones maternas causadas por esta enfermedad, se ha correlacionado también este estado hipertensivo del embarazo con afectaciones durante la infancia como puede ser el asma[5].

Muchas veces, en el ámbito extrahospitalario, el manejo, las condiciones o el medio en el que nos encontramos, no es el más adecuado para el tratamiento de una gestante con una complicación del embarazo, lo cierto es que son situaciones que ocurren con cierta frecuencia y hay que tratarlas de la mejor manera posible en el momento y sin demorar demasiado la llegada a su centro útil de referencia, ya que posiblemente es donde se le aplique a la paciente el tratamiento definitivo en muchas de las ocasiones.

Obviamente hay que trasladar a la paciente aplicándole el tratamiento inicial indicado en cada situación, en las mejores condiciones posibles y al centro útil de referencia, en este caso será un Hospital con ginecólogo y obstetra de guardia y con unidad de cuidados intensivos neonatales por si se llevase a cabo un parto a pre-término como tratamiento definitivo de esta enfermedad.

# 2 DEFINICIÓN

Los términos que definiremos en las siguientes líneas se corresponden con la preeclampsia y sus complicaciones clínicas.

Clásicamente la preeclampsia se ha definido como hipertensión arterial y proteinuria a partir de la semana 20 del embarazo[3], pero recientemente el Colegio Americano de Obstetricia y Ginecología y la Sociedad Europea de Hipertensión, han emitido algunos nuevos criterios para el diagnóstico y tratamiento de las pacientes con preeclampsia, las principales novedades son las que comentaremos a continuación, pero ya no es excluyente la falta de proteinuria[6], así pues:

En ausencia de la proteinuria es suficiente que se asocie la hipertensión arterial más allá de la semana 20 de embarazo con la presencia de:

1. recuento de plaquetas < 100.000

2. Elevación de las transaminasas dos veces por encima de sus valores normales.

3. Aumento de la creatinina sérica a partir de 1,1 mg/dL o el doble de su valor normal medido en sangre, en ausencia de enfermedad [7]

4. Edema pulmonar o aparición de alteraciones cerebrales o visuales.[7]

Hemos de tener en cuenta que los criterios clínicos son mucho más valorables a nivel de una emergencia extrahospitalaria que los analíticos como: plaquetas, enzimas hepáticos o creatinina sérica. Es por lo nos centraremos principalmente en la clínica.

La eclampsia la entenderemos como una de las principales complicaciones de la preeclampsia que constituye realmente una emergencia y que asocia convulsiones tipo gran mal o coma y que no son explicables por otras causas. La preeclampsia sintomática denota eclampsia inminente y obliga a tratamiento inmediato para evitar dicha situación.

Finalmente, el síndrome HELLP, que viene del acrónimo en ingés de (H): *"hemolysis"* Hemolisis, (EL): "Elevated liever enzimes", elevación de enzimas hepáticos, (LP) *"low platelet count"*. Se trata de un síndrome grave de comienzo relativamente insidioso y que lo habitual es que aparezca en el contexto de una preeclampsia, suele acompañarse de dolor en epigastrio y/o hipocondrio derecho y malestar general[3]. Se diagnostica si aparece la siguiente tríada:

- Hemólisis: LDH > 600 UI/L + presencia de esquistocitos y/o Haptoglobina<0.3g/L

- GOT y/o GPT> 62 UI/L

- Plaquetas < 100.000/mm$^3$

El síndrome se denominará HELLP incompleto cuando falte alguno de los tres criterios previos.

# 3 CLÍNICA

Las distintas manifestaciones clínicas que se pueden presentar en una paciente con una preeclampsia no diagnosticada previamente, son poco específicas pero es imprescindible conocerlas y pensar en esa posibilidad en la paciente embarazada.

Dentro del ámbito hospitalario, está muy bien protocolizado debido a su frecuencia y a la importancia que tiene tanto para la madre como para el feto, de manera que, todas las embarazadas que llegan con tensión arterial elevada y que refieren "encontrarse raras" deberán ser valoradas por un obstetra, el cual iniciará el protocolo diagnóstico a la vez que comienzan tratamientos sintomáticos en el caso de precisarlos, asegurando siempre el bienestar fetal.

Es frecuente ver a una mujer embarazada que consulta en su centro de atención primaria o en las urgencias de un servicio de obstetricia porque como hemos comentado previamente, se encuentra rara. Suelen referir una cefalea de inicio progresivo, que tiene poca mejoría con los tratamientos analgésicos habituales y que describen como un dolor sordo con foto-sensibilidad.

A partir de que se dan a conocer varios de los criterios etiopatogénicos que nos hacen pensar que una paciente tiene más posibilidades que otra de desarrollar una preeclampsia, desde atención especializada se puede llegar a ser muy insistente con respecto a los signos o síntomas a los que la paciente tiene que estar atenta, dando las pautas de consulta para acudir a un servicio de Urgencias, y con ello, evitar parte de las múltiples consultas innecesarias. Nos parece importante puntualizar que no toda cefalea en una mujer embarazada tiene por qué ser debido a un estado hipertensivo del embarazo.

Además de las cifras de tensión arterial elevadas de manera persistente (superiores a 140/90 mmHg), los signos que nos deben hacer pensar en la posibilidad de encontrarnos ante una preeclampsia es la presencia de edemas, oliguria y disminución del estado de conciencia. Si bien la presencia de edemas no se considera hoy en día diagnóstica, es muy orientativa para pensar en que se pueda tratar de un posible estado hipertensivo asociado a la gestación. La oliguria también es un criterio bastante relativo y sensible a la percepción de la paciente, pero no es infrecuente que la paciente relate en consulta que sí, que durante los últimos días tiene la sensación de que llevando un ritmo de vida habitual disminuye el volumen miccional. El estado mental alterado es quizás el que más suele llamar la atención al personal sanitario que recibe a la señora y también a la familia, que nos cuentan que está "rara"(muchas veces emplean este término ante la posibilidad de concretar más los síntomas) y con menos capacidad de respuesta de la que es habitual en la paciente.

Entre los síntomas que más frecuentemente aparecen en las pacientes con esta afección, nos encontramos con la cefalea, que es el síntoma que nos refieren de manera más habitual; las náuseas y los vómitos, algo muy inespecífico pero que en ámbito extrahospitalario puede ayudar al diagnóstico o al menos a orientarlo o pensar en esta posibilidad; alteraciones visuales, incluyendo la presencia de escotomas, fotofobia y fotosensibilidad, visión borrosa y ceguera temporal; el dolor epigástrico, la disnea y el dolor retroesternal. Muchos de estos síntomas son inespecíficos y algunos de ellos muy asociados al estado gravídico de la paciente por lo que se puede llegar a subestimar el cuadro. Insistimos desde aquí, en que se valorare posibilidad de una preeclampsia o de otro estado hipertensivo del embarazo ante alguno de estos síntomas.

Respecto a las alteraciones visuales es importante señalar que muchas veces pasan desapercibidas y que las pacientes las refieren al ser preguntadas específicamente por ellas, por lo que se debe conocer bien cuál es el cortejo clínico que se puede presentar en cada caso. La pérdida momentánea de visión es quizás la más alarmante y llamativa, pero también la que menos frecuentemente nos vamos a encontrar. Los escotomas y los puntos brillantes en el campo de visión son dos síntomas que nos refieren habitualmente durante la anamnesis, pero salvo que hayan sido previamente alertadas de que deben estar atentas a estas alteraciones visuales, no les dan mayor importancia. En cuanto al dolor torácico y la disnea, parecen ser especialmente predictivas de aquellas pacientes que van a tener peor evolución y resultados.

No hay que olvidar que la preeclampsia se puede presentar también en el puerperio inmediato, así que si se presenta en el ámbito extrahospitalario una mujer que ha tenido un parto hace poco tiempo con los signos y síntomas anteriormente descritos, se debe remitir a un centro hospitalario para realizar analíticas, estudio de proteinuria y monitorización de las tensiones, aplicando las medicaciones para controlar de manera sintomática las manifestaciones clínicas que vayan apareciendo.

La preeclampsia es una enfermedad progresiva. Con esto, hacemos referencia a que la mayoría de las mujeres comenzarán a presentar signos de la enfermedad de manera insidiosa y poco sintomática, signos que suelen mejorar tras el parto, siendo muy bajo el porcentaje de embarazos que acaban desarrollando una hipertensión severa con síntomas de daños orgánicos. Aproximadamente el 2% de las pacientes desarrollarán la eclampsia.

Hablamos de eclampsia ante la presencia de convulsiones en la mujer embarazada, acompañado de intenso dolor generalizado, agitación y pérdida del conocimiento que exige tratamiento inmediato de la crisis y derivación a un centro hospitalario para la finalización del embarazo. Normalmente la paciente antes de las crisis convulsivas de la eclampsia suele presentar muchos de los signos y síntomas que se han descrito anteriormente, estos síntomas nos pondrán en alerta para poder diagnosticar y tratar de manera precoz a la paciente.

# 4 DIAGNÓSTICO

El diagnóstico de los diferentes estados hipertensivos que nos podemos encontrar durante embarazo se basa fundamentalmente en el buen conocimiento de la clínica de la enfermedad, que utiliza como herramientas la anamnesis y la exploración física, las pruebas complementarias de laboratorio, y los factores de riesgo conocidos, tratando de asegurar en todo momento el bienestar fetal.

La mayoría de las pruebas complementarias que empleamos con fines diagnósticos e incluso confirmativos suelen realizarse en ámbito hospitalario, debido a la complejidad de alguna de ellas (enzimas hepáticas, hemograma, proteinuria en orina de 24h, y nuevas técnicas como la ratio entre factores angiogénicos sFlt-1:PIGF, etc…), por lo que resulta de especial interés encontrar el punto de utilidad que tienen determinadas pruebas más sencillas que se pueden realizar fuera del ámbito hospitalario.

En primer lugar, pensar en preeclampsia en toda mujer embarazada con tensiones elevadas es un error, ya que sabemos que puede tratarse de una hipertensión ya establecida previa al embarazo pero no diagnosticada (hipertensión arterial crónica) o una hipertensión gestacional (cuando sí que se eleva la tensión arterial pero no se cumplen los criterios diagnósticos ni pronósticos de la preeclampsia), entre otros estados hipertensivos.

Por definición, una preeclampsia no suele diagnosticarse en un embarazo menor a 20 semanas (salvo que se encuentre asociada a una gestación molar), y la aparición de los signos y síntomas habituales antes de estas semanas de embarazo suelen ser raros. Así que ante la presencia de una gestante con cifras tensionales elevadas durante el primer trimestre es poco probable que se trate de una preeclampsia y por tanto habría que descartar otras patologías (como la HTA crónica).

Clásicamente, el diagnóstico de preeclampsia se ha realizado basándose en la proteinuria en orina, y aunque esto, que es tan inespecífico, está perdiendo interés conforme aparecen nuevos estudios (centros más punteros en medicina materno-fetal ya están utilizando otro tipo de marcadores) en la práctica es poco probable encontrar una preeclampsia sin proteinuria, por lo que parece lógico pensar que una analítica con tira reactiva realizada en medio ambulatorio extra-hospitalario nos podría ayudar a aproximar el diagnóstico, sabiendo que una clínica muy sugerente de preeclampsia con proteinuria negativa en la tira reactiva no nos permite descartarla y lo más adecuado sería derivar a la paciente con carácter urgente a un centro hospitalario con urgencias de obstetricia.

Pensar en los factores de riesgo conocidos es un apoyo importante a la hora de establecer el diagnóstico extrahospitalario de preeclampsia, de manera que datos como antecedentes de la paciente de preeclampsia en gestaciones previas o incluso en familiares de primer grado, el tratarse de un primer embarazo, la obesidad, la diabetes previa al embarazo, enfermedades renales crónicas, gestación gemelar y edad materna avanzada son las pacientes con más riesgo de preeclampsia sobre el resto de embarazadas. Los principales factores de riesgo para padecer de esta afección son los siguientes[8]:

- Nuliparidad.[8]
- Obesidad.[8]
- Antecedentes familiares de preeclampsia-eclampsia.[8]
- Preeclampsia en una gestación previa.[8]
- Hipertensión crónica.[8]
- Enfermedad renal crónica.[8]
- Diabetes mellitus pregestacional.[8]
- Gestación múltiple.[8]
- Presencia de trombofilias.[8]

Es por lo expuesto, que la realización de una exhaustiva historia clínica junto a la exploración y sintomatología nos ayudaría a sospechar este tipo de cuadro clínico para poder derivar a la paciente a un especialista lo antes posible o realizar un diagnóstico precoz para poder iniciar el tratamiento y así disminuir así en la mayor brevedad posible el riesgo materno-fetal

En cualquier caso, parece bastante lógico asumir que la presencia de hipertensión, de nueva aparición, en una paciente que se encuentra en la segunda mitad del embarazo se trata de una preeclampsia, todo ello con el resto de posibles manifestaciones clínicas que se pueden presentar y nos ayudan a reforzar este diagnóstico de presunción, especialmente cuando se sabe que la complicación directa es la eclampsia u otras formas de presentación (síndrome de HELLP) con las importantes repercusiones que puede tener tanto para la madre como para el feto.

# 5 TRATAMIENTO

El diagnóstico precoz de la preeclampsia y/o de alguna de sus complicaciones juega un papel fundamental a la hora de aplicar un tratamiento adecuado. Para ello, se deben conocer los factores de gravedad de la enfermedad. A nivel de servicios de emergencias pre-hospitalarios no podemos valorar muchos de los indicadores de severidad, ya que nos manejaremos con la clínica principalmente y no tenemos demasiadas de las herramientas hospitalarias a nuestro alcance. Los siguientes datos clínicos con los que tomaremos decisiones, denotan aumento del riesgo:

-TA sistólica $\geq$ 160 mmHg y/o TA diastólica $\geq$ 110 mmHg en dos determinaciones separadas 6 horas, estando la paciente en reposo en cama.[9]

- Clinica de Edema Pulmonar Agudo o cianosis.[9]

- Alteraciones cerebrales o visuales (hiperreflexia con clonus, cefalea severa, escotomas, visión borrosa, amaurosis).[9]

- Dolor en epigastrio o e hipocondrio derecho.[9]

Si se diagnostica una preeclampsia sin signos de complicación desde la consulta de Atención Primaria, la paciente será remitida de manera inmediata al centro hospitalario más cercano con urgencias de obstetricia, para ser valorada por un especialista.

El manejo de las complicaciones de este cuadro (principalmente eclampsia) a nivel de equipo de emergencias extrahospitalarias engloba las siguientes acciones:

- Realizar valoración inicial de la paciente para conocer la situación de su vía aérea, su estado ventilatorio, circulatorio y neurológico (ABCD).

- Plantear el traslado de la paciente a un servicio de urgencias del hospital más cercano donde haya obstetra para su evaluación y la del feto y Unidad de Cuidados Intensivos de neotaos. Valorar el centro útil más cercano al lugar de la atención extrahospitalaria. Antes y durante el traslado manejaremos el cuadro mediante las medidas terapéuticas, que podemos iniciar en una unidad de Soporte Vital Avanzado.

- Administrar oxígeno suplementario, mascarilla con oxigenoterapia (8-10 L/min), para tratar los periodos de hipoventilación que se producen durante la crisis y que pueden producir hipoxemia.[9]

- Canalizar dos vías venosas periféricas del calibre adecuado a la paciente y a sus características.

- Realizar una exploración general (siempre que el estado hemodinámico de la paciente lo permita) que valore: nivel de conciencia, presencia de focalidad neurológica, alteraciones a nivel de fondo de ojo, signos y síntomas de edema pulmonar agudo o anomalías cardíacas, dolor epigástrico y/o en el hipocondrio derecho, hiperreflexia, grado de edema, presencia de petequias o puntos sangrantes y electrocardiograma.

- Tratar las cifras tensionales. Tanto el *American College of Obstetricians and Gynecologist*[11] como el *National High Blood Pressure Education Program*[12] recomiendan mantener cifras de presión arterial sistólicas inferiores a 160 mmHg y diastólicas por debajo de 110 mmHg. [11,12] Hay varios fármacos disponibles en la mayoría de unidades de soporte vital avanzado para controlar las presiones arteriales tan elevadas, que suelen suponer un riesgo inmediato a nivel materno-fetal. Se describen a continuación :

- **Labetalol:** Se trata de un fármaco alfa-1 y beta bloqueante. Dosis inicial: 10 mg intravenoso (iv) seguido de bolos de 20 mg cada 10 minutos, posteriormente 1 bolo de 40 mg iv y a los 10 minutos otro igual. Si no se ha obtenido un resultado satisfactorio se puede administrar un bolo iv de 80 mg. Cada ciclo de tratamiento no podrá superar una dosis total de 220 mg.[10] Hay bibliografía que habla de iniciar el tratamiento con bolos de 20 mg repitiendo dosis o doblándola cada 10 minutos, sin superar tampoco la dosis total 220 mg por ciclo y posteriormente continuar con una perfusión continua a 100 mg/6h. Si no se controla la tensión arterial, se puede valorar asociar otro fármaco.[9] El labetalol queda contraindicado si la paciente presenta insuficiencia cardiaca, asma o frecuencia cardiaca inferior a 60 latidos/minuto.[9]

- **Hidralacina:** Se trata de un vasodilatador. Administraremos 5 mg endovenosos como dosis inicial, seguidos de dosis de 5-10 mg también intravenosos cada 15-20 minutos hasta obtener una respuesta satisfactoria.[13] Seguir con perfusión continua entre 3-10 mg/h.[9]

- **Nifedipino:** fármaco antagonista de canales de calcio. Inicialmente 10 mg por via oral y repetir dosis a intervalos de 30 minutos si se require (dosis máxima: 120mg/dia).[13,9]

- Nitroprusiato debe ser restringido e IECAs y ARAII están contraindicados.

Los tres primeros fármacos son los más recomendables para disminuir cifras tensionales en preeclampsia grave, pero no por ello están exentos de efectos adversos que debemos conocer. El labetalol puede producir hipotensión, bradicardia y deceleraciones fetales. Por su parte los efectos no deseados de la hidralacina son la taquicardia materna, palpitaciones, hipotensión y deceleraciones fetales. Por último el nifedipino causa taquicardia materna, hipotensión y bradicardia fetal.[9]

Ante la presencia de convulsiones maternas además de las medidas generales explicadas previamente, hay que tratarlas farmacológicamente.

- **Sulfato de Magnesio:** Se recomienda la administración de sulfato de magnesio a todas las mujeres con eclampsia o preeclampsia severa de manera profiláctica, no está indicada esta medida en las mujeres con preeclampsia moderada.[10]

  Dosis del Sulfato de Magnesio: 1-1.5gr/hora iv en perfusión continua[9], se podría llegar a 2gr/hora. Es posible administrar dosis de ataque de 2-4 gr iv en 5-10 minutos. Este fármaco presenta antídoto en caso de intoxicación, el Gluconato Cálcico a razón de 1 gr iv.

  Es recomendable realizar los siguientes controles posteriores al tratamiento con sulfato de magnesio: presencia de reflejo rotuliano, frecuencia respiratoria >14respiraciones/minuto, diuresis >25-30ml/hora y control de la saturación de oxigeno mediante pulsioximetría.[9]

En caso de ausencia de respuesta al tratamiento con sulfato de magnesio o si no se dispone de este fármaco, se puede usar alguno de los fármacos siguientes:

- **Diazepam:** dosis de ataque: hasta 40 mg iv; dosis de mantenimiento: 10 mg/h en perfusión continua.[8]

- **Midazolam:** 0.1 mg/kg iv o si carecemos de vía venosa (hecho muy frecuente en la atención inicial prestada por una unidad de soporte vital avanzado), podemos administrar el fármaco intramuscular (im) a dosis de 0.2mg/kg

- **Fenitoína:** dosis de inicial: 15-18 mg/kg iv, administrado en 1h; dosis de mantenimiento: 250-500 mg/12 h por vía oral o intravenosa o 6mg/kg/dia. Niveles terapéuticos: 10-20 μg/ml.[8]

Si las medidas anteriores fracasan: barbitúricos de acción corta (tiopental o amobarbital) o intubación orotraqueal para preservar vía aérea y curarización.[8]

En el ámbito de la emergencia extrahospitalaria, muchas de las veces seremos el primer equipo interviniente y no poseeremos muchas de las pruebas diagnósticas a las que tendríamos acceso en un hospital (en muchas ocasiones no disponemos ni de los antecedentes de la paciente), a ello se suma que tampoco tendremos la comodidad de tener canalizada una vía venosa periférica, para ello hemos propuesto alternativas muy efectivas como el midazolam im, hay que tener en cuenta que por supuesto en un paciente con convulsiones en el que su estado de consciencia no es el adecuado, la vía oral no es una opción. Otra de las alternativas y que actúa como una vía venosa periférica, sin tener que modificar las dosis de fármaco administrado, es la vía intraósea (io). Es importante comentar que si no se dispone de vía intravenosa inicialmente y la paciente está convulsionando, la im sería una vía muy interesante ya que canalizar una vía intravenosa durante una crisis tónico-clónica entraña una dificultad no despreciable y pone en riesgo al personal del equipo, ya que no resultaría raro pincharse con el catéter.

La eclampsia se presenta como forma más severa de preeclampsia y puede evolucionar rápidamente hacia una encefalopatía hipertensiva capaz de producir convulsiones y/o coma en pacientes que carecen de patología neurológica previa. El pronto diagnóstico y correcto manejo de estas pacientes cobran aquí más importancia si cabe y mejoran el pronóstico tanto de la paciente como del feto.

Obviamente y tal como comentamos en párrafos anteriores, el parto es el tratamiento definitivo y curativo de la eclampsia, esto no es posible muchas de las veces en un ámbito prehospitalario y dependería también de la viabilidad del feto en cuanto a semanas de gestación se refiere.

A nivel hospitalario y en nuestro medio, siempre bajo el criterio médico de un obstetra, las indicaciones para la finalización del parto serían las siguientes (independientemente de la edad gestacional y preferentemente vía vaginal):

- Maternas:
    - Trombocitopenia progresiva.
    - Persistencia de HTA severa a pesar del tratamiento.
    - Aparición de signos prodrómicos de eclampsia.
    - Eclampsia.
    - Deterioro progresivo de la función hepática, renal u oliguria persistente.
    - Aparición de complicaciones maternas graves: hemorragia cerebral, edema pulmonar, desprendimiento placenta, rotura hepática...

- Fetales: cuando existan signos de riesgo de pérdida de bienestar fetal.

En caso de convulsionar la paciente, hay que conocer que normalmente, estas crisis convulsivas son autolimitadas y de corta duración (por lo general no superiores a los 90 segundos), por tanto, se considera que la asistencia mejora aplicando las medidas clásicas para atender convulsiones y pensar en prevenir la recurrencia de las mismas con sulfato de magnesio a las dosis previamente descritas.

La primera y principal medida será evitar que la paciente se autolesione por las sacudidas debidas a las crisis, prestando especial atención a la cabeza para evitar un traumatismo craneoencefálico que podría agravar el cuadro, por tanto, trataremos de proteger la misma con medidas físicas como sujetarle la cabeza con nuestras manos o subir las barras laterales si la paciente se encuentra en una cama hospitalaria.

En caso de que se decida emplear un fármaco anticonvulsionante, se ha evidenciado que debería utilizarse un medicamento de acción ultracorta como el midazolam, ya que otras benzodiacepinas como el diazepam pueden provocar compromiso sensorial del feto potenciando la posibilidad de depresión neonatal por lo que debería evitarse su uso en la medida de lo posible.

Se recomienda el traslado de estas pacientes en unidad de soporte vital avanzado y en decúbito lateral izquierdo o con la pelvis inclinada hacia izquierda, salvo que se haya producido un traumatismo previo importante que nos obligue a inmovilizar la columna de la paciente para evitar agravar los posibles daños. En este último caso trasladaremos a la paciente inmovilizada totalmente con la triple inmovilización espinal (tablero rígido, collarín cervical e inmovilizador cervical lateral en ambos lados) y posteriormente se tratará de elevar la parte derecha de la tabla para obtener un decúbito lateral izquierdo.

Otra de las medidas que debemos tener en cuenta, como ya hemos comentado previamente, es la impregnación con sulfato de magnesio a dosis ya comentadas con anterioridad, que infundiremos en un tiempo aproximado de 20 minutos. Este fármaco nos ayudará a prevenir la posible recurrencia de otra crisis convulsiva.

# 6 CONSIDERACIONES

Principalmente esta pequeña guía va dirigida a personal sanitario de la emergencia extrahospitalaria, así como a médicos de atención primaria que puedan tener una emergencia de este tipo en su consultorio y pretende ayudar de una manera breve y sencilla a aplicar el tratamiento inicial adecuado durante las complicaciones de la preeclampsia.

Obviamente el tratamiento siempre será individualizado según las características de la paciente, los medios al alcance cuando ocurra y el criterio del sanitario tratante en el momento de la emergencia, pero se pretende con estas líneas, dar a conocer el tratamiento de primera elección y los consejos para mantener a las pacientes en las mejores condiciones posibles hasta la valoración por un especialista en la materia.

# 7 REFERENCIAS BIBLIOGRÁFICAS

1. Bhattacharya S, Campbell DM. The incidence of severe complications of preeclampsia. Hypertens Pregnancy. 2005; 24:181-90.

2. Kaaja R, Kinnunen T, Luoto R. Regional differences in the prevalence of pre-eclampsia in relation to the risk factors for coronary artery disease in women in Finland. Eur Heart J. 2005; 26:44-50.

3. Cararach Ramoneda V. Botet Mussons F. Preeclampsia, eclampsia y síndrome HELLP. Junta Directiva de la Sociedad Española de Neonatología . Protocolos diagnóstico terapéuticos de la AEP: Neonatologia. 2ª Edición. AEP. 2008. 139-144. En: https://www.aeped.es/sites/default/files/documentos/16_1.pdf

4. Mosca L, Benjamin EJ, Berra K, Bezanson JL, Dolor RJ, Lloyd-Jones DM, Newby LK, Pin˜a IL, Roger VL, Shaw LJ, Zhao D; Beckie TM, Bushnell C, D'Armiento J, Kris-Etherton PM, Fang J, Ganiats TG, Gomes AS, Gracia CR, Haan CK, Jackson EA, Judelson DR, Kelepouris E, Lavie CJ, Moore A, Nussmeier NA, Ofili E, Oparil S, Ouyang P, Pinn VW, Sherif K, Smith SC Jr, Sopko G, Chandra-Strobos N, Urbina EM, Vaccarino V, Wenger NK. Effectiveness-based guidelines for the prevention of cardiovascular disease in women—2011 update: a guideline from the American Heart Association. Circulation. 2011;123:1243–1262. doi:10.1161/CIR.0b013e31820faaf8

5. Magnus MC, Håberg SE, Magnus P, Engeland A, Nafstad P, Karlstad Ø, Nystad W. Pre-eclampsia and childhood asthma. Eur Respir J. 2016 Dec;48(6):1622-1630. doi: 10.1183/13993003.00673-2016. PubMed PMID: 27824595.

6. Nápoles Méndez, D.C. Nuevas interpretaciones en la clasificación y el diagnóstico de la preeclampsia. *MEDISAN*, Abr 2016, vol.20, no.4, p.516-529. ISSN 1029-3019. Disponible en: http://scielo.sld.cu/scielo.php?script=sci_arttext&pid=S1029-30192016000400013

7. American College of Obstetricians and Gynecologists. Task Force on Hypertension in Pregnancy. Hypertension in Pregnancy. Washington, D.C.: ACOG; 2013 [citado 27 Nov 2015]. Disponible en: http://www.acog.org/Resources-And-Publications/Task-Force-and-Work-Group-Reports/Hypertension-in-Pregnancy

8. Sociedad Española de Ginecologia y Obstetricia. Trastornos Hipertensivos del Embarazo. Prog Obstet Ginecol 2007;50:446-55 - DOI: 10.1016/S0304-5013(07)73212-0. Disponible en: http://www.elsevier.es/es-revista-progresos-obstetricia-ginecologia-151-articulo-trastornos-hipertensivos-del-embarazo-13108003

9. García-Marqués E, Iniesta S, Marbán E, Martínez-Lara A, Orensanz I, Zapardiel I, Urgencias del Segundo y Tercer trimestre. En: Zapardiel Gutiérrez I, De La Fuente Valero J, Bajo Arenas J.M. Guía Práctica de Urgencias en Obstetricia y Ginecología. 1ª ed. Madrid. Habe; 2008; p.33-37.

10. Malik R, Kumar V. Hypertension in Pregnancy. Adv Exp Med Biol. 2016 Dec 13.[Epub ahead of print] PubMed PMID: 27957708.

11. National High Blood Pressure Education Program (2000) Working group report on high blood pressure in pregnancy. Am J Obstet Gynecol 183:51

12. American College of Obstetricians and Gynecologists, Task Force on Hypertension in Pregnancy (2013) Hypertension in pregnancy. Report of the ACOG Task Force on Hypertension in Pregnancy. Obstetrics and Gynaecology 122:1122

13. American College of Obstetricians and Gynecologists (2002) Diagnosis and management of preeclampsiaeclampsia. Practice Bulletin No. 33. January 2002, Reaffirmed 2012b.

# SOBRE LOS AUTORES

*Manuel Pons Claramonte*, licenciado en medicina por la Universidad de Navarra (2003-2010) y especialista vía MIR en medicina familiar y comunitaria en el Hospital Universitario Santa Lucía de Cartagena, Murcia (España).

Actualmente médico S.A.M.U (Servicio de Ayuda Médica Urgente) en la Comunidad Valenciana y médico S.U.M (*"Servei Urgent médic"*) y HEMS (*"Helicopter Emergency Medical Service"*) en Hospital Nostra Senyora de Meritxell (Principat d'Andorra).

*José Manuel Martínez García*, licenciado en medicina por la Universidad de Murcia (2003-2009) y especialista vía MIR en ginecología y obstetricia en el Hospital Universitario Santa Lucía de Cartagena, Murcia (España).

Actualmente médico especialista en obstetricia y ginecología en el Hospital Universitario de Móstoles, Madrid (España).